BEI GRIN MACHT SICH IHR WISSEN BEZAHLT

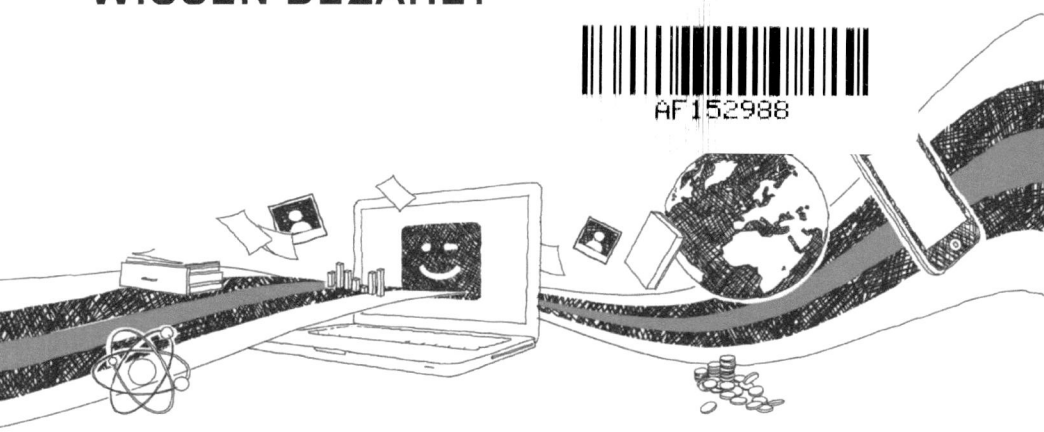

- Wir veröffentlichen Ihre Hausarbeit, Bachelor- und Masterarbeit

- Ihr eigenes eBook und Buch - weltweit in allen wichtigen Shops

- Verdienen Sie an jedem Verkauf

Jetzt bei www.GRIN.com hochladen und kostenlos publizieren

GRIN

Die Unterstützung der Eltern bei perinatalem Kindsverlust durch Pflegekräfte

GRIN ☺

Bibliografische Information der Deutschen Nationalbibliothek:

Die Deutsche Nationalbibliothek verzeichnet diese Publikation in der Deutschen Nationalbibliografie; detaillierte bibliografische Daten sind im Internet über http://dnb.d-nb.de abrufbar.

ISBN: 9783346978097
Dieses Buch ist auch als E-Book erhältlich.

Druck und Bindung: Books on Demand GmbH, Norderstedt Germany
Gedruckt auf säurefreiem Papier aus verantwortungsvollen Quellen

Das vorliegende Werk wurde sorgfältig erarbeitet. Dennoch übernehmen Autoren und Verlag für die Richtigkeit von Angaben, Hinweisen, Links und Ratschlägen sowie eventuelle Druckfehler keine Haftung.

Das Buch bei GRIN: https://www.grin.com/document/1420780

Wenn der Anfang das Ende bedeutet

Was kann eine Pflegekraft zur Unterstützung der Eltern bei perinatalen Kindsverlust beitragen?

Fakultät Angewandte Gesundheitswissenschaften Zentrum für Akademische Weiterbildung - Fachbereich Gesundheit

Ethik

Inhaltsverzeichnis

1. Einleitung

„Wenn eine Frau schwanger ist, dann erwartet sie nicht ein Kind – sie hat bereits eines.

Sie wird nicht Mutter sein – sie ist bereits Mutter.

Das Baby ist nicht unterwegs – das Baby ist bereits da.

Wenn wir die Art und Weise, wie die Gesellschaft ungeborene Kinder behandelt, verändern wollen, müssen wir die Art und Weise, wie wir von ihnen sprechen verändern".

Frank Pavone

Das Zitat beschreibt das Wunder welches während der Schwangerschaft passiert und die „werdende" Mutter bereits zur Mutter macht, verbunden mit allen Höhen und Tiefen.

Das bedeutet für die Schwangere, dass die Bindung zu ihrem Kind schon vollzogen wurde obwohl sie es noch gar nicht betrachten oder in den Arm nehmen konnte. Sie liebt ihr Kind blind und freut sich auf nichts sehnlicher als ihr Kind im Arm zu halten um ihm ihre ganze Liebe zu geben. Sie fühlt sich aber auch verantwortlich für das Leben und das Wohlergehen ihres Kindes.

In meiner langjährigen Tätigkeit als Kinderkrankenpfleger habe ich viele Frauen betreut, welche ihr Baby verloren haben. Es war mir nie so richtig bewusst, was diese Frauen fühlen nachdem sie doch schon so viel Zeit mit ihrem Kind verbracht haben. Als Außenstehender, Pflegekraft, kann man sich nicht in die Lage dieser Frauen versetzen. Sie waren schon vor der Geburt Mutter, wollten ihr Kind beschützen und hatten leider nicht mehr die Möglichkeit dazu. Die Pflege hat eine sehr große Verantwortung bei der Betreuung dieser Mütter in ihrer ganz besonderen Situation.

Ich habe die Erfahrung gemacht, dass nicht jede Pflegekraft in dieser besonderen Lage der Frau besonders Einfühlsam auf sie zugehen kann. Die Gründe dafür sind sehr breit gefächert, wie sich im Verlauf dieser Arbeit noch zeigen wird. Um das Pflegepersonal noch besser zu unterstützen, lag es mir am Herzen sie mit dieser Arbeit zu informieren und die Frauen dadurch besser durch diese schwere Zeit zu begleiten.

Die Eltern der kurz nach der Geburt verstorbenen Kinder erleben eine Situation, die in emotionaler Gegenseitigkeit nicht intensiver sein kann, denn der Beginn und das Ende eines Lebens sind nah beieinander. Die individuellen Prozesse des Erlebens und des Verlustes werden unterschiedlich empfunden (Maurer und Gassmann, 2006).

2. Fragestellung

In dieser Abhandlung soll das elterliche Erleben des perinatalen Kindsverlustes geschildert werden und wie das Pflegepersonal auf der Neonatologie mit dieser besonderen Situation umgeht. Mit dieser Arbeit möchte ich zudem einen Beitrag zur besseren Unterstützung und Betreuung von Eltern mit einem perinatalen Kindsverlust leisten.

„Die am schwersten zu bewältigende Verlustkrise ist der Verlust eines Kindes." (Kersting, 2015)

Der Fokus liegt beim Betrachten der Interaktion zwischen den Eltern und dem Pflegepersonal auf der Neonatologischen Station und deren Folgen für das elterliche Erleben dieser Ausnahmesituation.

Die Problematik des perinatalen Kindstodes ist in der heutigen Gesellschaft noch immer ein Randthema. Den Eltern, sowie dem betroffenen Umfeld fällt es nicht leicht, über dieses Thema zu sprechen. Wenn ein Mensch an seinem Lebensende verstirbt, ist es eine gänzlich andere Situation wie wenn ein Mensch der noch gar nicht im Leben angekommen ist wieder gehen muss. In der Tätigkeit als Pflegeperson auf einer Neonatologischen Station wird man sehr häufig mit diesem Thema konfrontiert und das aktuelle Curriculum der Krankenpflegeschulen in Deutschland sieht nur einen geringen Anteil der Unterrichtsstunden zur Behandlung dieses Themas vor. Häufig ist die Pflegekraft für die Eltern in dieser Situation die erste Anlaufstelle mit ihrer Trauer und Verzweiflung.

Die Pflegekraft nimmt in dieser Situation eine essentielle Rolle zur Unterstützung der betroffenen Eltern ein und die Vermutung liegt sehr nah, dass durch ihre Tätigkeit das Erleben und Verarbeiten des perinatalen Kindstodes positiv wie negativ beeinflusst wird. Daher wird diesem Thema eine sehr hohe Praxisrelevanz zugestellt.

3. Begriffsbestimmung

Die Weltgesundheitsorganisation WHO hat in der 10. Revision der Internationalen Klassifikation von Erkrankungen (ICD-10) folgende Unterscheidungen getroffen:

- Der frühe fetale Tod wird als Fehlgeburt bezeichnet. Der Tod des Fötus tritt spätestens zur 22. Schwangerschaftswoche auf und/oder der Fötus wiegt weniger als 500 Gramm.

- Vom intermediären fetalen Tod spricht man, wenn der Fötus zwischen der 22. und 28. Schwangerschaftswoche verstirbt und/oder ein Gewicht zwischen 500 und 1000 Gramm hat.

- Wenn der Fötus nach der 28. Schwangerschaftswoche verstirbt und/oder mehr als 1000 Gramm wiegt, dann spricht man vom späten fetalen Tod.

(https://gedankenwelt.de/perinataler-kindstod-trauerprozess-und-unterstuetzung/)

Die Begriffe Prä- und Perinatalverlust umfassen Fehl- und Totgeburten sowie Sterbefälle nach der Geburt. Die perinatale Sterblichkeit umfasst die Periode kurz vor, während und nach der Geburt bis zum 7. Tag.

Im Jahr 2018 kamen in Deutschland 787 523 Kinder zur Welt. Davon sind 2505 im ersten Jahr verstorben. 1410 Kinder sind in den ersten 7 Leben verstorben.

(https://www.destatis.de/DE/Themen/Gesellschaft-Umwelt/Bevoelkerung/Geburten/Tabellen/saeuglingssterblichkeit.html)

4. Methode

Am Anfang fand eine oberflächliche Literaturrecherche statt, womit ein Überblick erstellt wurde. Im Anschluss wurde die Thematik auf den perinatalen Kindsverlust mit besonderer Berücksichtigung des Erlebens und der Betreuung der Eltern gelenkt. Dadurch kam es auch zu der Fragestellung wie die Eltern in dieser Situation betreut werden können. Danach fand eine ausführliche Literatursuche statt, um relevante Studien und Erfahrungsberichte zusammen zu tragen.

5. Ethik

Die werdenden Eltern bereiten sich während der Schwangerschaft auf die Geburt ihres Kindes vor, aber nicht auf die Auseinandersetzung mit dem Tod (Schwarz, 2013).

Mutter und Vater erleben gemeinsam die Geburt und den Tod ihres Kindes. In dieser Zeit treffen zwei emotional gewichtige Ereignisse, welche eigentlich um Jahre getrennt liegen sollten, aufeinander. In dieser Zeit sollte sich eigentlich ein Leben erfüllen aber dies ist den Eltern leider vorenthalten. Diese beiden Ereignisse sind innerhalb der Familie mit der allerhöchsten emotionalen Sensibilität verbunden (Jorch und Hübler, 2010).

Diese Eltern befinden sich, durch den perinatalen Kindstod ausgelöst, in einer emotionalen Krisensituation und benötigen somit eine adäquate Betreuung (Schwarz, 2013).

Die Aufgabe des ethischen Denkens zielt nicht nur auf Analyse und Kritik moralischer Vorstellungen und dementsprechenden Handlungen, die Hauptaufgabe in der Medizin ist die bewusste Auseinandersetzung mit Gegebenheiten und Möglichkeiten und der Verwirklichung von Werten im Setting von Gynäkologie und Geburtshilfe (Maier Barbara, 2000).

Die Ethik wird hinzugezogen, wenn die bestimmende Moral, das Bewusstsein von Gut und Böse, die grundlegenden Überzeugungen eines Menschen von den Werten, Normen und Regeln des alltäglichen Lebens in Frage gestellt wird. Die Ethik soll die Moral reflektieren, wobei Entscheidungen durch Argumente Für oder Gegen diese reflektieren (Bösch Willi, 2008).

5.1 Das Ethikkonsil

Das Ethikkonsil (ethische Beratung, Ethikkonsulatin) gehört als wichtiger Bestandteil zur gelebten Medizinethik. Einzelne Fachpersonen oder Teams bieten bei ethisch schwierigen Entscheidungen in medizinischen Kliniken oder Institutionen ihre Unterstützung an, so besteht die Möglichkeit ethische Fachkompetenz in die Entscheidungsprozesse einfließen zu lassen (Fletcher JC, 1996).

Durch große medizinische Fortschritte ist das Sterben in modernen Krankenhäusern zu einem bedeutenden ethischen Thema geworden. Zusätzlich haben rechtliche und ökonomische Aspekte einen nicht unerheblichen Einfluss auf die klinische Entscheidungsfindung (Reiter- Theil, 2000).

So wurden mögliche Anlässe für ein Ethikkonsil in der Klinik von Reiter-Theil in 4 Kategorien untergliedert:

1. Unsicherheit in der ethischen Beurteilung einer klinischen Frage

2. Wahrnehmung eines Konfliktes zwischen ethischen Verpflichtungen

3. Schwierigkeiten mit einem Dissens über eine klinisch relevante ethische Frage   im Kreis der Behandelnden und Betreuenden

4. Probleme, die sich aus der Haltung, bzw. der Kooperation des Kranken oder der Angehörigen für das klinische Team ergeben

Diese Beratungen sollen unterstützend helfen, eine ethisch überzeugende Betreuung der Angehörigen zu gewährleisten. Auch sollen nötige Voraussetzungen am Arbeitsplatz sowie die personelle Kompetenz unterstützt werden. Diese Zielsetzungen sollen einen nachhaltigen und präventiven Beitrag z.b. zur Bewältigung zukünftiger ähnlicher Probleme darstellen (Reiter-Theil, 2005).

Wichtig im Verlauf des Ethikkonsils ist nicht nur das Outcome, sondern die Vorgehensweise als Prozess in der Beratung ist ebenfalls von großer Bedeutung. Es soll durch die betreuende Pflegekraft partizipativ und lösungsorientiert gehandelt werden. Die Pflegekraft soll laut Reiter-Theil nicht nur in die Moderatorenrolle schlüpfen, sondern eine weitere wichtige Aufgabe soll die Verantwortung für die Qualität der Prozesse übernommen werden, damit das Ergebnis ethisch vertretbar ist und auf einer soliden Bewertung der Argumente beruht (Reiter-Theil, 2008).

Zur optimalen Erfüllung dieser Aufgabe benötigt die Pflegekraft neben ihrer ethischen Kompetenz auch fundierte Kenntnisse in z.B. Gesprächsführung, Beratung und in Kommunikation. Weitere Qualifikationen welche vorhanden sein sollten, sind ein vertieftes Wissen und eine analytische Kompetenz in der Ethik selbst sein (Reiter-Theil, 2000).

Aktuelle Daten belegen, dass das Großteil des Personals Schwierigkeiten im ethischen Umgang mit Betroffenen haben. Studien aus verschiedenen Ländern, welche mit unterschiedlichen Methoden durchgeführt wurden, weisen auf folgende Punkte hin:

  - wenn es darum geht zu entscheiden, ob eine lebenserhaltende Maßnahme wie z.b. die Reanimation angebracht ist oder unterlassen werden sollte,

  - wenn Uneinigkeiten zwischen verschiedenen Beteiligten über Therapieentscheidungen auftreten.

(Albisser Schleger u. Reiter-Theil, 2007)

Neben den informellen internen Fallbesprechungen, Qualifizierungsmaßnahmen oder Orientierungshilfen wie Richt- und Leitlinien ist die klinische Ethikberatung eine sehr spezifische Hilfsmöglichkeit (Reiter-Theil, 2008, 2005 und 2000).

5.2 Die Formen der ethischen Unterstützung

Es gibt verschiedene Formen der ethischen Unterstützung im klinischen Alltag.

Tabelle 1: Formen der ethischen Unterstützung im Krankenhaus

Formen	Organisation	Vorteile	Nachteile	Fazit
1. Ethikkomitee	Freiwillige Bzw. „Ernannte"	Repräsentation von (Berufs-) Gruppen Institutioneller Einfluss	Bürokratie Fragliche Beweglichkeit, Professionalität Hierarchie kann Offenheit behindern	Frage: Leistet das Komitee ad hoc Fallberatung? Als alleinige Ethikstruktur nicht suffizient Risiko: Alibistruktur („Papiertiger") „Ethik von oben"
2. Ethikberatung a) Ethikkonsildienst im engeren Sinne, Liaisondienst (mit Ethikfachperson)	Spezialisten, Ethikfachpersonen („Profis")	Professionalität, Flexibilität, Nähe zu „Peers"	Fragliche Verfügbarkeit von Fachpersonen Aufwand an Ausbildung und Training	Qualifizierung und Kompetenz sind nötig Service sollte gut in die Institution eingebettet werden
2. Ethikberatung b) interne klinisch-ethische Fallbesprechungen (ohne Ethikfachperson)	Klinisches Team auf Station allein	Semiprofessionalität Klinische Authentizität und Selbstständigkeit	Fehlende Struktur der Beratung Fehlende Distanz zum Problem	Übergangsmodell vorzugsweise als Element eines Eskalationsmodells, in dem auch Ethikkonsil i. e. S. zur Verfügung steht
3. Kombination von 1. und 2.	Wie oben	Wie oben	Komplexität anspruchsvolle Abstimmung	Goldstandard gute Zusammenarbeit ist erforderlich
4. Spezifische Modellprojekte, Arbeitsgruppen	Je nach Zielsetzung für verschiedene Interessierte offen	Relevanz, Bedarfsorientierung, Authentizität, Partizipation „Am Puls des Geschehens"	Einfluss in der Institution variabel z.B. abhängig von Akzeptanz der Akteure	Unersetzliche Quelle für Innovation und Motivation: „Lernende Organisation" sollte diese Ressource nutzen

5.3 Die Pflegekraft als Bindeglied

In erster Linie wenden sich die betroffenen Eltern natürlich an das Pflegepersonal. Die Schwestern und Pfleger sind rund um die Uhr auf Station und natürlich als Ansprechpartner jederzeit in der Nähe.

Eine Grundvoraussetzung des Entscheidungsfindungs- und Beratungsprozesses ist, dass die Perspektive des Patienten und seiner Angehörigen ernst genommen wird und sie mit einbezogen werden. Der Weg auf dem dies geschehen soll ist jedoch eine Angelegenheit der Kontextualisierung (Reiter-Theil, 2003).

Im Regelfall ist das gesamte Team Auslöser für die meisten ethischen Beratungen. Eine große Herausforderung für die Ethikfachperson besteht darin, eine gewisse Balance zwischen Neutralität gegenüber und Fürsprache für den Patienten und seine Familie zu finden. Die Ethikfachperson soll, wenn möglich alle Seiten in die Entscheidungsfindung einbeziehen. Dabei ist der Ansatz des Perspektivwechsels sehr hilfreich eine allfällige Parteilichkeit auszubalancieren und erleichtert das gegenseitige Verständnis (Reiter-Theil, 2003).

6. Neonatologie

Unter Neonatologie versteht man ein Teilgebiet der Kinderheilkunde welches sich mit der Behandlung von Früh- und Neugeborenen befasst. Das Kind wird bis zum 28. Lebenstag als Neugeborenes bezeichnet. Zur Altersangabe des Kindes wird das sogenannte Gestationsalter verwendet. Es bezeichnet eigentlich die Dauer der Schwangerschaft. So wird auch die Reife des Kindes bestimmt:

Als ein reifes Neugeborenes werden Kinder mit einem Gestationsalter von 37-<42 Schwangerschaftswochen bezeichnet. Ein unreifes Neugeborenes ist demnach ein Kind mit einem Gestationsalter <37 vollendete Schwangerschaftswochen. Zusätzlich werden die Kinder auch nach dem Geburtsgewicht beurteilt, da vor allem untergewichtige Kinder gravierende medizinische Probleme haben können. Ab einem Geburtsgewicht von <2500g zählt ein neugeborenes als untergewichtig („low birth weight" = LBW), dann werden noch die sehr untergewichtigen („very low birth weight" = VLBW) mit einem Geburtsgewicht <2000g und die extrem untergewichtigen („extrem low birth weight" = ELBW) mit einem Geburtsgewicht < 1000g unterschieden. Aus diesen beiden Werten, dem Gestationsalter und dem Geburtsgewicht kann man eine weitere Einteilung fortführen. Das sind zum einen die eutrophen Kinder mit einem Geburtsgewicht zwischen der 10. und der 90. Perzentile. Hypotrophe Kinder befinden sich unter der 10. Perzentile und der Vollständigkeit halber werden auch die hypertrophen Kinder erwähnt, diese befinden sich über der 90. Perzentile (Obladen M., 2006).

6.1 Das Frühgeborene und seine Probleme

Für jede Mutter ist der Geburtsvorgang mit viel Stress verbunden. Aber auch für das Kind bedeutet die Geburt eine extreme Umstellung. Es entwickelt sich binnen kurzer Zeit vom im Wasser lebenden Fötus zum atmenden Neugeborenen. Das Neugeborene muss sich von Einem Moment zum Anderen komplett um seine Vitalfunktionen (Atmung, Kreislauf, Temperaturregulation und Ernährung) selber kümmern. Diese Funktionen sind bei einem Frühgeborenen extrem sensibel und können leicht gestört werden. Daher bedarf es einer exakten und raschen Diagnosestellung um schnellstmöglich eine adäquate Therapie für das Neugeborene einleiten zu können (Obladen M., 2006).

Eine japanische Studie besagt, dass die Untergrenze zur Überlebensfähigkeit unter optimalsten Bedingungen bei 22 vollendeten Schwangerschaftswochen liegt (Oishi M., 1997).

Die Grenze um intensivmedizinische Maßnahmen zum Einsatz zu bringen, wurde bei 24 Schwangerschaftswochen belassen. Genauso wurde die Empfehlung bei Neugeborenen mit einem Gestationsalter unter 24 Schwangerschaftswochen, die Betreuung nur auf palliativer Schiene durchzuführen erlassen. Bei einer Unsicherheit in der Bestimmung des Gestationsalters soll ein erfahrenes und geschultes Team der Neonatologie direkt im Kreissaal über die folgende Therapie entscheiden (Swiss Society of Neonatology, 2011).

Es zeigt sich in allen Leitlinien die Schwierigkeit in der Abwägung zwischen einem pragmatischem, am Gestationsalter orientierten Ansatz und dem Erfordernis, das Kind und seine Angehörigen in ihrer ganzen Individualität zu beleuchten (Hentschel R., Reiter-Theil, 2008).

6.2 Ursachen der Frühgeburt

Die häufigsten medizinischen Probleme von Frühgeborenen lassen sich durch die Unreife und das geringe Gestationsalter erklären. Dabei unterscheidet man zwei große Gruppen, die Frühchen, welche vor allem unter ihrer Unreife leiden (Ikterus, Atemnotsyndrom, Apnoeanfälle, Saug- und Schluckstörungen, intrakranielle Blutungen, Infektionen, Wärmehaushalt) und die hypotrophen Kinder, die auf Grund ihrer intrauterinen Wachstumsretardierung häufiger mit einer postnatalen Hypoxie und mit Hypoglykämien zu kämpfen haben (Obladen M., 2006).

Häufig sind auch angeborene Erkrankung von großer Bedeutung. Ein Grund dafür ist in der zunehmenden Anwendung der assistierten Reproduktion zu finden. Von ihr gehen wahrscheinlich nicht nur eine erhöhte Frühgeburtlichkeit aus, sondern auch eine hohe Fehlgeburtenrate (Schieve LA, 2002).

6.3 Therapeutische Fortschritte in der Neonatologie

Laut AWMF Leitlinie aus dem Jahr 2014 bestehen bei Frühgeborenen < 22 Schwangerschaftswoche „keine reellen Möglichkeiten", die Kinder am Leben zu erhalten (Deutsche Leitlinie „Frühgeborene an der Grenze der Lebensfähigkeit", 2014).

Frühgeborene die während der 23. Schwangerschaftswoche zur Welt kamen und intensiv in speziellen Zentren behandelt wurden, haben eine Überlebenschance von über 50 %. Allerdings darf man die zu erwartenden Spätfolgen nicht außer Acht lassen. Die Prognose ist besonders vom Gewicht, dem Geschlecht, ob Einling oder Mehrling, der fetalen Lungenreife und dem Entbindungsort abhängig (Deutsche Leitlinie „Frühgeborene an der Grenze der Lebensfähigkeit", 2014).

Ab der 24. Schwangerschaftswoche sind die Überlebenschancen bereits so hoch, dass eine lebenserhaltende Therapie eingeleitet werden sollte (Deutsche Leitlinie „Frühgeborene an der Grenze der Lebensfähigkeit", 2014).

Tabelle 2: Datenvisualisierung 1: Überlebenswahrscheinlichkeit von Frühchen

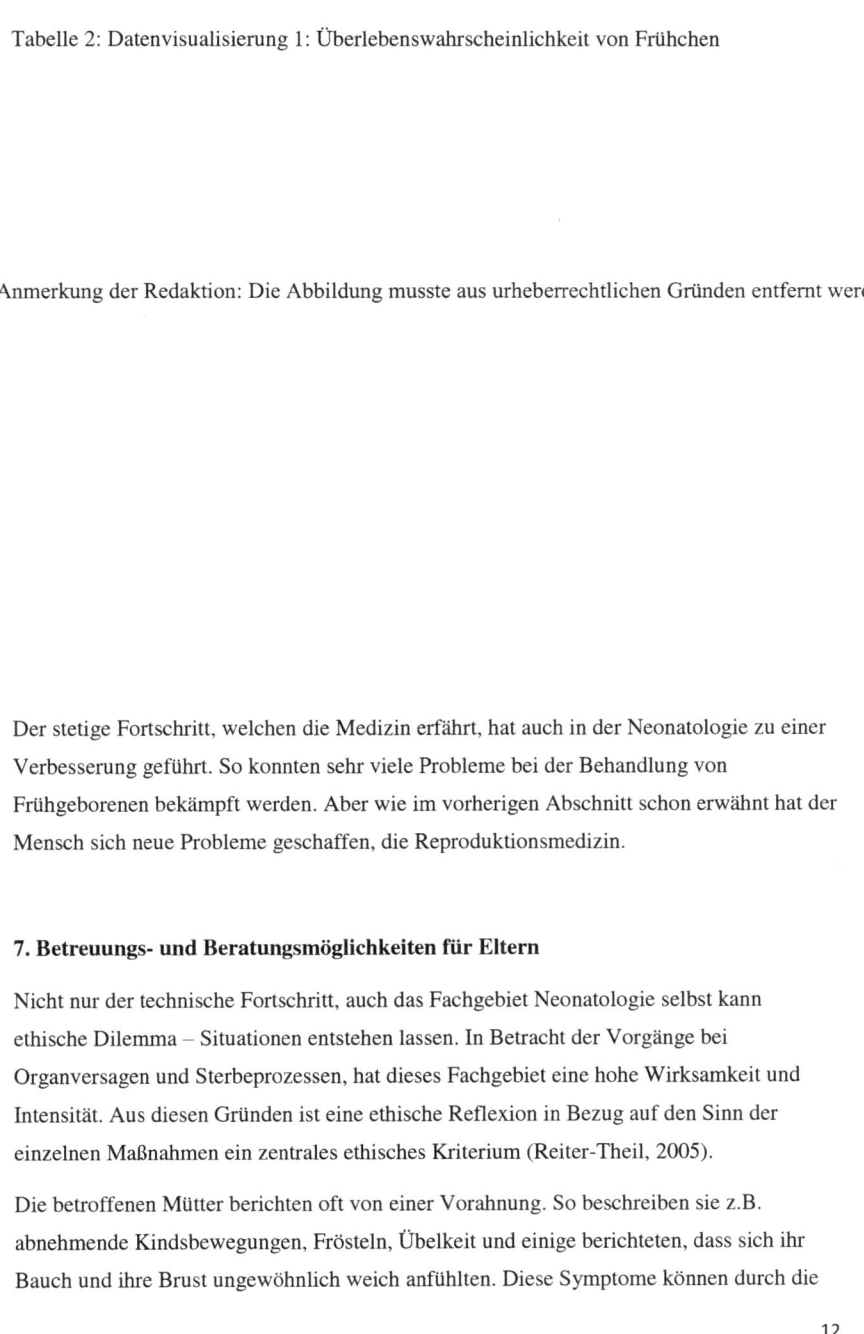

Anmerkung der Redaktion: Die Abbildung musste aus urheberrechtlichen Gründen entfernt werden

Der stetige Fortschritt, welchen die Medizin erfährt, hat auch in der Neonatologie zu einer Verbesserung geführt. So konnten sehr viele Probleme bei der Behandlung von Frühgeborenen bekämpft werden. Aber wie im vorherigen Abschnitt schon erwähnt hat der Mensch sich neue Probleme geschaffen, die Reproduktionsmedizin.

7. Betreuungs- und Beratungsmöglichkeiten für Eltern

Nicht nur der technische Fortschritt, auch das Fachgebiet Neonatologie selbst kann ethische Dilemma – Situationen entstehen lassen. In Betracht der Vorgänge bei Organversagen und Sterbeprozessen, hat dieses Fachgebiet eine hohe Wirksamkeit und Intensität. Aus diesen Gründen ist eine ethische Reflexion in Bezug auf den Sinn der einzelnen Maßnahmen ein zentrales ethisches Kriterium (Reiter-Theil, 2005).

Die betroffenen Mütter berichten oft von einer Vorahnung. So beschreiben sie z.B. abnehmende Kindsbewegungen, Frösteln, Übelkeit und einige berichteten, dass sich ihr Bauch und ihre Brust ungewöhnlich weich anfühlten. Diese Symptome können durch die veränderte hormonelle Situation hervorgerufen worden sein (Schwarz, 2013).

Das vielzitierte „ungute" Gefühl der Mutter ist ebenso ein Indiz. Häufig reagieren die Mütter aber mit Verdrängung dieser Gefühle. Sie verleugnen ihre Empfindungen. Zwischen dem Wunsch und der Wirklichkeit entsteht ein Konflikt. Es folgt eine unerträgliche Angst, die bis zu entfremdeten Körperempfindungen führen kann. So kommt es häufig zum Abbruch der Kommunikation mit sich selbst, ihrem ungeborenen Kind und der Umgebung. Die Diagnose selbst wird häufig noch gefasst aufgenommen aber die Situation erscheint den Frauen eher befremdlich. Der Körper versucht dadurch einen Schutz aufzubauen um Zeit zu gewinnen sich der traurigen Situation hinzugeben (Maurer/Gassmann, 2006).

Ist das Verlustereignis positiv verarbeitet worden, wird die Gestaltung der ersten Tage nach der Diagnose ebenso positiv verlaufen (Maurer/Gassmann, 2006).

Die Situation, wenn ein Säugling betroffen ist, ist eine andere, wie wenn ein Erwachsener betroffen ist. Ist der Patient ein Neugeborenes, dann steht das fundamentale Recht auf umfassende medizinische Therapie zur Debatte. Betrachtet man die Situation aus der Sicht des Kindes, so befindet es sich im Nachteil. Seine Eltern sind dem Gesetz nach berechtigt, aber auch auf ethischer Ebene verpflichtet, das Interesse des Neugeborenen, ihres Kindes zu vertreten (Hentschel R., 2006).

7.1 Therapiereduktion unter Einbeziehung der Eltern

„newborn infants and particulary preterm infants are systematically devalued, (…)" (Janvier A., 2008). Zu dieser Aussage gelangten die Autoren anhand eines im Rahmen einer Studie erstellten Fragebogens. Dort wurden anhand erfundener Fallbeispiele Ärzte und Studenten befragt, ob eine intensivmedizinische Betreuung im Interesse des Patienten liegt. Bei Kindern die in der 24. Schwangerschaftswoche das Licht der Welt erblickten befürworteten dies 69% der Befragten. Bei einem 2 Monate alten Kind waren es 97% und bei einem 7 Jahre alten Kind plädierten 94% für eine intensivmedizinische Betreuung. Es wird davon ausgegangen, dass die Einschätzung weniger anhand medizinischer Daten gefällt wurde. Ein weiteres Phänomen zeigte sich, indem bei sehr alten Patienten die gleiche Reaktion eintrat, das heißt eine eher verhaltene Einstellung zu einer Reanimation (Janvier A., 2008).

Das bedeutet, dass in der Neonatologie die ethische Beratung und Betreuung einen besonders großen Stellenwert hat, die Eltern brauchen ein geschultes Personal, Ärzte und Pfleger die sie objektiv beraten und begleiten.

Häufig werden im Alltag die beiden Begriffe, „palliative care" und „Sterbehilfe" im behandelnden Team gleichwertig verwendet. Die WHO versteht unter der palliative care die Lebensqualität einer sterbenden Person und perse auch deren Angehörigen zu verbessern. Man möchte erreichen, dass die Patienten nicht leiden, das Sterben wird als natürlicher Prozess gesehen. Daher ist die palliative care auf keinen Fall mit einer Einstellung der Therapie zu vergleichen (WHO).

Die Zeit des Begreifens beginnt für die Eltern mit dem Erhalt der Diagnose. Ab hier realisieren sie, dass alles auf was sie sich zu Beginn der Schwangerschaft eingestellt haben betroffen ist. Für diesen Prozess benötigen die Eltern viel Zeit und Unterstützung (Schwarz, 2013).

Häufig kommen in dieser Situation Ängste auf, wie z.B. die Furcht das kranke oder verstorbene Kind könnte der Gesundheit der Mutter schaden. Der Grund dafür ist das Unwissen vieler Menschen, wenn es um das Thema Sterben und Tod geht. Auch hier ist wieder das Fachwissen der begleitenden Pflegekraft gefragt. Oft kommt in dieser Verbindung der Wunsch nach einer raschen Beendigung der Schwangerschaft auf. Dann ist es wichtig ein offenes Gespräch mit den Eltern zu führen und ihre Ängste wahrzunehmen. Da das Erleben der Zeit mit dem Kind durch eine normale Geburt stark geprägt wird sollte die mit den Eltern ausführlich besprochen und empfohlen werden (Schwarz, 2013 - Maurer/Gassmann, 2006).

Die meisten Frauen möchten nach der Diagnose in der Regel einen Kaiserschnitt, womit sie versuchen mittels Narkose dieses schreckliche Ergebnis schnellstmöglich hinter sich zu lassen, es zu verdrängen (Maurer/Gassmann, 2006).

7.2 Betreuung auf ethischer Ebene

„Nach einiger Zeit wurde mir klar, dass ich versuchen würde, normal zu gebären, so wie es vorher auch geplant gewesen war." (Maurer/Gassmann, 2006, S. 154)

Unter Berücksichtigung sozialer, psychologischer, medizinischer und organisatorischer Einflüsse sollte die Frau die Entscheidung über den Geburtsmodus treffen (Mändle/Opitz-

Kreuter, 2007).

Damit das Pflegepersonal diesen Frauen in ihrer extremen Gefühlslage optimal zur Seite stehen kann, ist ein zusätzliches Training in Kommunikation notwendig. Studien ergaben, dass sich das Pflegepersonal unter anderen für religiöse und spirituelle Bedürfnisse am wenigsten gewappnet sieht. Diese sind für viele Angehörige in dieser Situation aber wichtig (Boss RD, 2008).

Hier ist eine ethische Reflexion des pflegerischen und ärztlichen Handelns genauso unerlässlich wie die Reflexion des elterlichen Handelns um zu neuen Ansätzen und Strukturen in der weiteren Betreuung zu kommen.

Die Eltern haben prinzipiell das Recht, über die Versorgung ihres Kindes mit lebenserhaltenden Maßnahmen zu entscheiden. Damit sie dies objektiv wahrnehmen können bedarf es von Seiten des ärztlichen und pflegerischen Teams einer verantwortungsvollen Aufklärung auf allen Ebenen. In dieser besonderen Situation kann eine Entscheidungsautonomie der Eltern nicht vorausgesetzt werden. Die Verantwortung liegt in diesem Fall nicht mehr allein bei ihnen. Da die Zukunft der Eltern mit Ängsten und Sorgen verbunden ist brauchen sie Begleitung in allen Belangen, welche auf sie zukommen werden (DGGG, 2006).

Ist der Fall eingetreten, dass lebenserhaltende Maßnahmen nicht mehr indiziert sind, da der Sterbeprozess begonnen hat, kommt die schwierige Aufgabe auf die begleitenden Fachkräfte zu, die Eltern einfühlsam aber eindeutig darauf hinzuweisen. Dies dient der Leidensminderung des Kindes. Die lebenserhaltenden Maßnahmen können insofern verlängert werden damit die Eltern den bevorstehenden Tod akzeptieren können und die nötige Zeit bekommen sich von ihrem Kind zu verabschieden (Truog RD, 2010).

In den Leitlinien (AWMF, Frühgeborene an der Grenze der Lebensfähigkeit, 2014) wird betont, es sei ärztliche Aufgabe im Zweifel für das Leben des Kindes zu entscheiden. Gleichfalls wird den Eltern aber das Recht eingeräumt, sich gegen eine ärztliche Behandlung zu entschließen, wobei dieses Recht durch das Kindswohl eingeschränkt wird. Hier ist der Dialog mit den Eltern gefragt. Das Ziel ist immer der Konsens und natürlich das Wohlergehen des Kindes, welches auch das menschenwürdige Sterben beinhaltet. Auch diese Grenze sollte akzeptiert werden.

7.3 Das Züricher Modell

In vielen Kliniken wird zu diesem Zeitpunkt eine Fallkonferenz einberufen, an der alle beteiligten Berufsgruppen teilnehmen. Als Beispiel zur Vorgehensweise wird hier das Züricher Modell zur Entscheidungsfindung angewendet. Dieses Modell besteht aus einem inneren und einem äußeren Kreis. Im inneren Kreis befinden sich die Bezugsschwester und Pflegenden die das Kind betreuen und die jeweiligen Ärzte. Nur in diesem Kreis wird nach der Güterabwägung eine Entscheidung gefällt. Im äußeren Kreis stehen zur Unterstützung Mitglieder der Ethikgruppe mit medizinischer Ausbildung, welche die Aufgabe haben, die Kontinuität der ethischen Entscheidungen zu gewährleisten (Baumann-Hölzle R., 2002).

„Je mehr wir können, desto sorgfältiger müssen wir mit unseren Potenzialen und Grenzen umgehen. Nur so wird es möglich sein, nicht dem Diktat der Machbarkeit zu unterliegen, sondern selbst über das zu bestimmen, was von uns entschieden werden kann. Das gilt insbesondere für die Frühgeborenenmedizin, wo Anfang und Ende sehr nah beieinanderliegen." (Ensel Anglica, 2012)

8. Rechtliche Grundlagen

Laut Gesetz sind die Eltern für alle Angelegenheiten, einschließlich der ärztlichen Behandlung ihres Kindes verantwortlich (Bundesärztekammer, 2011).

Die Spannbreite in der sich die Fragen zur Behandlung von Frühgeborenen bewegen sind sehr breit. Sie gehen vom Lebensrecht des Kindes, dem ärztlichen Heilauftrag, dem Elternwille bis zum Kindeswohl. Es ist anerkannt, dass es kein Recht auf Erhaltung von erlöschenden Leben um jeden Preis gibt. Nach Rechtssprechung des Bundesgerichtshofes bestimmt nicht die Effizienz der Apparatur, sondern vielmehr die auf Achtung des Lebens und der Menschenwürde ausgerichteten Einzelentscheidung über die ärztliche Behandlungspflicht (Wittig, 1984).

9. Fazit

Die Entscheidung über die Fortführung von intensivmedizinischen Tätigkeiten zur Erhaltung des Lebens ihres Kindes obliegt in erster Linie den Eltern. Diese Recht, sich gegen die ärztliche Entscheidung zu stellen ist aber auch durch das Kindeswohl begrenzt. Dabei wird den Eltern ein Spielraum bei der Entscheidungsfindung gegeben der zum Einen im Vorrang der elterlichen Sorge begründet ist, zum anderen, dass einem Familiengericht in Ausübung des staatlichen Wächteramtes eine Kontrollfunktion zukommt. Diese soll das Kind von nicht vertretbaren Risiken fernhalten. Im täglichen Pflegealltag stellt die Vorgehensweise für alle Beteiligten immer wieder eine große Herausforderung dar und bedarf immer wieder einer individuellen Vorgehensweise, um in jedem Fall den elterlichen Vorstellungen und auf der anderen Seite natürlich dem Wohlergehen des Kindes genüge zu tun.

10. Literaturverzeichnis

1. Albisser Schleger/Reiter-Theil S., 2007, Empirische Grundlagen der Über- , Unter- und Ungleichversorgung, Springer-Verlag Berlin Heidelberg,

2. Barthlen W., Stiller B., Heidelberg: Springer Medien Verlag, S. 1-20,

3. Baumann-Hölzl R., 2002, Leben um jeden Preis. Entscheidungsfindung in der Intensivmedizin. Verlag Peter Lang,

4. Berger T.M., et.al., 2011, Swiss Society of Neonatology, Perinatal care at the Limit of variabily between 22 and 26 completed weeks of gestation in Switzerland.

5. Boesch W., 2008, In: Praxisbuch Ethik in der Intensivmedizin. Berger T.M., Verlag MWV,

6. Boss R.D., et.al., 2009, Neonatologist Training To Guide Family Decision Making For Critically Ill Infants. Arch Pediatr Adolesc Med,

7. Bundesärztekammer, Grundsätze der Bundesärztekammer zur ärztlichen Sterbebegleitung. Deutsches Ärzteblatt, 2011,

8. Deutsche Leitlinien „Frühgeborene an der Grenze der Lebensfähigkeit", 2014,

9. Ensel A., 2012, Zwischen Machbarkeit und Demut - Entscheidungen am Rande der Lebensfähigkeit, Hebammenforum,

10. Fletcher J.C., et.al., 1996, What are the goals of ethics consultation? A consens statement. The Journal of Clinical Ethics,

11. Hentschel R., Reiter-Theil S., 2008, Behandlung Frühgeborener an der Grenze der Lebensfähigkeit. Deutschsprachige Leitlinien im Vergleich. Deutsches Ärzteblatt,

12. http://www.gedankenwelt.de/perinataler-kindstod-trauerprozess-und-unterstützung, Zugriff: 23.03.2020,

13. http://www.destatis.de/DE/themen/Gesellschaft-Umwelt/Bevoelkerung/Geltung/Tabellen/Saeuglingssterblichkeit.htm, Zugriff: 23.03.2020,

14. Janvier A., 2008, The Best-Interest Standard is Not Applied for Neonatal Resuscitation Decissions. Pediatrics,

15. Jorch G., et.al., 2010, Neonatologie: die Medizin des Früh- und Reifgeborenen. Stuttgard, Georg Thieme,

16. Kersting A., 2015, http://www.app. Evangelisch.de/inhalte/129179/13–12–2015/trauer-ueber-verstorbene-kinder-ist-gerade-zu-weihnachten-schwer, Zugriff: 22.03.2020,

17. Maier B., 2000, Ethik in Gynäkologie und Geburtshilfe. 1. Auflage, Springer-

Verlag Berlin Heidelberg,

18. Mändle C., et.al., 2007, Das Hebammenbuch: Lehrbuch der praktischen Geburtshilfe, Schattauer Verlag,

19. Maurer/Gassmann, 2005, Der perinatale Kindstod – Hebammenarbeit in Verlustsituationen. Bern, Verlag Hans Huber,

20. Oblach M., 2006, Das untergewichtige Neugeborene. 7. Edition,

21. Oishi M., et.al., 1997, Japanese experience with micropremiss weighing less than 600 gram born between 1984 to 1993, Pediatrics,

22. Reiter-Theil S., 2000, Ethics consultation on demand. Concepts, practical experiences and case study. Journal of medical Ethics.

23. Reiter-theil S., 2003, Balancing the Perspectives. The Patients role in clinical ethics consultations. Medicine, Health Care and Philosophy,

24. Reiter-Theil S., 2005, Klinische Ethikkonsultation. Eine methodische Orientierung zur ethischen Beratung am Krankenbett. Schweizerische Ärztezeitung,

25. Reiter-Theil S., 2008, Ethikberatung in der Klinik – ein integratives Modell für die Praxis und ihre Reflexion. Therapeutische Umschau,

26. Schieve L.A., et.al., 2002, Low and verylow birthweight un nfants conceired with use of reproductv technology,

27. Schwarz C., 2013, Geburt eines toten, fehlgebildeten oder kranken Kindes. Hebammenkunde, Lehrbuch für Schwangerschaft, Geburt und Wochenbett, 5. Auflage, Stuttgard, Hippokrates,

28. Thomese P.F., 2003, Schattenkind, berlin, BrT, Berliner Taschenbuchverlag,

29. Truog R.D., 2010, death, Dying and Organ Transplantation. Reconstructing Medical Ethics oft he end of Life. Oxford University Pres, New York,

30. WHO, 2013, National, regional and worldwide estimates of stillbirth rates in 2009 with trends since 1995,

31. Wittig, 1984, Bundesgerichtshof in Strafsachen, BGHSt,

11. Tabellenverzeichnis

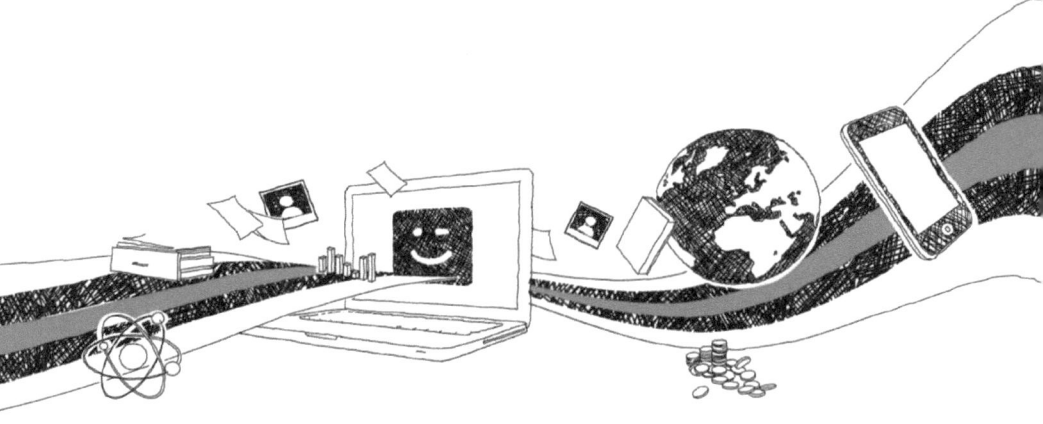
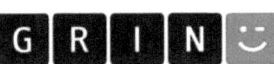